PUBLICATIONS DU JOURNAL DES SCIENCES MÉDICALES DE LILLE.

DE LA NATURE & DES PROPRIÉTÉS

DES

ALBUMINES DE L'HYDROCÈLE

PAR

M. J. BÉCHAMP,

Doyen de la Faculté libre de Médecine et de Pharmacie de Lille.

PARIS,

LIBRAIRIE J.-B. BAILLIERE ET FILS,

19, RUE HAUTEFEUILLE, 19

(près le boulevard Saint-Germain).

1879.

DE LA NATURE ET DES PROPRIÉTÉS

DES

ALBUMINES DE L'HYDROCÈLE

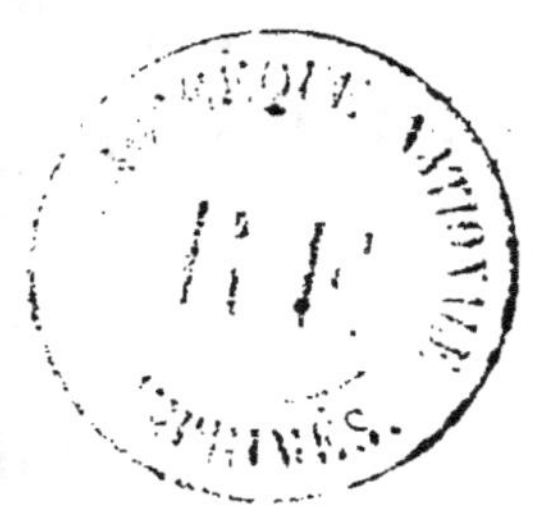

Par M. J. BÉCHAMP.

Lorsque l'on veut se faire une idée de l'opinion des auteurs sur la nature des albumines contenues dans les liquides normaux ou pathologiques de l'organisme, on est frappé de l'incertitude qui règne parmi les physiologistes et les chimistes. L'étude des substances albuminoïdes est cependant de la plus haute importance, tant au point de vue physiologique qu'au point de vue pathologique ; mais cette étude est des plus difficiles et des plus délicates ; c'est ce qui explique pouquoi elle est restée si longtemps stationnaire et dans le vague. Peut-être aussi les opinions si variées et si dissemblables des savants ont-elles dérouté pendant longtemps ceux qui se sont occupés de ces questions.

Je crois donc utile de donner un aperçu historique de l'état de la science au sujet de la nature et de la constitution des matières albuminoïdes, pour expliquer comment j'en suis arrivé à étudier, à un point de vue particulier et par une méthode spéciale (¹), non

____

(1) Méthode de M. A. Béchamp, décrite plus loin.

seulement les liquides de l'hydrocèle, mais les liquides d'épanchements en général.

A mesure que les chimistes étudièrent les matières albuminoïdes, deux théories opposées naquirent. Les travaux de MM. Prévost et Dumas, Dumas et Cahours, tendaient à distinguer trois types de ces matières : l'albumine, la caséine, la fibrine ; et, malgré les analyses qui leur fournissaient des nombres très voisins, ils n'en concluaient pas moins à la diversité de ces substances. Les allemands soutenaient au contraire une idée émise par Liebig, qui voulait que : les matières albuminoïdes telles que l'albumine et la chair musculaire ne fussent qu'une seule et même substance.

Charles Gerhardt [1], en **1856**, émet encore une autre opinion. Après avoir donné certaines réactions semblables de diverses matières albuminoïdes, il ajoute : « Tous ces faits autorisent à penser que les matières albuminoïdes possèdent non seulement la même composition, mais encore la même constitution chimique, et qu'elles ne diffèrent que par leur état physique, ou par la nature des substances minérales avec lesquelles elles sont combinées dans les parties organisées. »

Je ne puis m'empêcher de citer à côté de l'opinion de Gerhardt, celle de Longet [2] ; non seulement il adopte, complètement et sans restriction, les idées de ce chimiste, mais il prend textuellement dans cet auteur les parties importantes, selon lui, concernant la nature des matières qui nous occupent.

Plus près de nous, et je cite un auteur qui s'est spécialement occupé des matières albuminoïdes, M. P. Schutzemberger, à l'article « Substances Albuminoïdes » du dictionnaire de M. Wurtz, après avoir cité le grand nombre de subtances albuminoïdes désignées par les auteurs, dit : « Les différences signalées, tant au point de vue de la composition qu'à celui des propriétés, sont souvent si faibles, qu'on est vraiment embarrassé pour se faire une opinion sur la valeur réelle de ces divisions.

« Les expériences récentes tendent à diminuer le nombre de ces corps. Ainsi M. Vintschgau a démontré l'identité de la globuline du cristallin et de l'albumine. La distinction entre la légumine et la caséine ne repose que sur de petits écarts dans les résultats analy-

---

(1) *Traité de Chimie organique*, t. IV, p. 432.
(2) *Traité de Physiologie*, t. I, p. 42 (1868).

tiques. De nombreuses recherches montrent l'analogie presque complète qui existe entre les solutions naturelles de caséine du lait et celle des albuminates alcalins. »

Nous retrouvons, du même auteur, exactement les mêmes idées émises dans le dictionnaire encyclopédique des sciences médicales.

Nous verrons plus tard que, loin de diminuer le nombre des matières albuminoïdes, les expériences récentes tendent au contraire à l'augmenter considérablement; et que les analogies trouvées entre la globuline du cristallin et l'albumine ont été évidemment fondées sur des réactions sans valeur. Et 'avant même que l'article du dictionnaire de M. Wurtz ne fût écrit, il existait déjà un bon nombre de résultats de M. A. Béchamp, confirmant son idée sur la multiplicité de ces substances, idée émise déjà en 1856 et qui aurait dû être citée pour donner l'état réel de la science à ce sujet. Du reste, des lacunes de cet ordre ont déjà été signalées dans le dictionnaire de Wurtz. Quoi qu'il en soit, la théorie de l'identité des matières albuminoïdes y est encore complètement admise.

M. Ch. Robin (¹), en s'appuyant sur les expériences de Denis et sur les siennes, sans parler de la constitution des matières albuminoïdes, invoque des réactions qui distingueraient certaines d'entre elles et sembleraient ainsi en faire des espèces particulières. Ainsi dans le sang il distingue la plasmine, la sérine et la peptone, qui probablement ne sont que des mélanges produits par les conditions variées dans lesquelles on a opéré. Et il suffit de lire la partie de cet ouvrage relative à la matière albuminoïde appelée fibrine dissoute par Denis, métalbumine par Scherer, hydropisine par M. Ch. Robin (²), pour être convaincu que toutes les distinctions entre les albumines sont fondées sur des réactions douteuses et qui peuvent appartenir à des matières albuminoïdes très différentes. Quant aux analyses des liquides pathologiques, elles sont en général quantitatives et n'apprennent que peu de choses sur la nature des albumines que l'on y rencontre. Cependant, je dois citer une opinion émise par M. Méhu et citée par M. Ch. Robin (³): M. Méhu dit le liquide pleurétique « défibriné, identique avec le

---

(1) *Leçons sur les humeurs*. 1874.
(2) *Ibid.*, p. 64 et 70.
(3) *Ibid.*, p. 365.

sérum du sang, mais plus pauvre que lui en éléments solides. »
Dans l'hydrocèle, **M. Ch.** Robin admet l'existence de la sérine et
de la métalbumine, nous verrons combien les albumines de ce
liquide diffèrent de celles du sang.

Telle est l'opinion généralement admise au point de vue de la
nature et de la constitution des matières albuminoïdes ; de plus,
quand il s'agit des albumines que l'on rencontre dans les liquides
d'épanchements, on admet qu'elles sont identiques à celles du
sang.

On ne s'est pas demandé quelle influence peut exercer un tissu
sur les liquides organiques qui le traversent. On la suppose nulle
et c'est pour cette raison que l'on dit simplement que, dans un cas
d'épanchement, il y a transsudation des éléments solubles du sang,
ce qui implique nécessairement l'idée d'analogie complète entre
les albumines du sang et celles des épanchements. Telle est la
conclusion à laquelle arrive **M. J.** Jaccoud ([1]). Il dit à propos de
l'hydropisie : « La paroi vasculaire ne laisse passer que les éléments
dissous du sérum, elle retient les éléments suspendus » ; et plus
loin : « c'est une transsudation élective dont les caractères particuliers, variables dans les diverses régions organiques, sont déter-
minés par les propriétés diosmotiques du vaisseau vivant. » Et
pour donner plus de poids à sa manière de voir, il ajoute :
« L'albumine, à l'état d'albumine pure ou d'albuminate de soude,
forme la plus grande partie des éléments solides du transsudat
hydropique, mais elle y est toujours moins abondante que dans le
érum. »

Après ce rapide coup d'œil, voyons quelles étaient et quelles
sont aujourd'hui les idées de M. A. Béchamp sur cette question, et
l'on comprendra immédiatement pourquoi j'ai entrepris l'étude des
iquides d'épanchements, en suivant la voie qu'il avait tracée.

Déjà en 1856, M. A. Béchamp ([1]) disait dans sa thèse : « Pour
prouver que les albuminoïdes représentent autant de substances
identiques ou différentes, il faudrait prouver que la fibrine, l'albumine, la caséine et leurs variétés possèdent le même pouvoir
rotatoire avec un ensemble de propriétés communes ; ou que leurs
pouvoirs rotatoires sont différents, ce qui coïnciderait avec les

---

(1) *Traité de Pathologie interne*, t. I, p. 43.
(2) Thèses de Strasbourg.

propriétés diverses qu'on leur connaît déjà, mais..... en attendant..... mieux vaut encore supposer que tous les produits désignés sous le nom collectif d'albuminoïdes sont différents, que de venir hâtivement les considérer comme une même substance. » Dans le même travail, on trouve plus loin : « Considérés au point de vue anatomique, les principes albuminoïdes sont nécessairement différents : l'albumine du sérum n'est pas celle du blanc d'œuf, la fibrine du sang n'est pas la fibrine musculaire. »

Et pour appuyer sa manière de voir, il donnait la liste des différents termes qui pouvaient constituer une matière albuminoïde après avoir « comparé d'après les auteurs l'abondance relative des produits formés par les métamorphoses directes et l'abondance de ceux de l'économie » : Acide taurocholique, cholique, acide hippurique, urique, créatine, créatinine, urée, etc., et il ajoutait : « Avec cette manière de voir, on se rend compte : des différences que présentent les matières albuminoïdes dans leur composition élémentaire et dans leurs propriétés. Il suffit de supposer que les molécules précédemment indiquées soient unies dans d'autres rapports, que l'une d'elles soit remplacée par une autre, pour tout comprendre. L'origine du soufre et la génération des acides de la bile se trouvent naturellement expliquées. »

Cette opinion était basée sur le fait d'avoir isolé l'une des substances constituantes de la matière albuminoïde : l'urée. Depuis, M A. Béchamp a encore isolé d'autres termes, et les travaux de M. P. Schutzemberger sont venus confirmer cette manière de voir.

On voit toute l'importance de cette théorie au point de vue physiologique ; nous démontrerons plus loin son importance au point de vue pathologique.

M. A. Béchamp a ensuite poursuivi plus loin ses recherches, et la conclusion de ses travaux, en confirmant l'opinion émise dans sa thèse, est tout l'opposé de celle de Gerhardt. Non seulement les matières albuminoïdes ne sont pas identiques, non seulement elles ne dérivent pas toutes de la protéine de Mulder, mais elles semblent aujourd'hui devoir se rencontrer en nombre, pour ainsi dire, indéfini.

M. Wurtz isola du blanc d'œuf une albumine, M. A. Béchamp en isola deux autres, et démontra qu'il en existait aussi deux dans le jaune.

Blanc d'œuf :

    Albumine soluble de Wurtz .. $[\alpha]\,j = -\ 33°1$
    Autre albumine soluble...... $[\alpha]\,j = -\ 53,6$
    Zymase.................... $[\alpha]\,j = -\ 70,8$

Jaune d'œuf :

    Une albumine soluble.......
    Lécithozymase.............. $[\alpha]\,j = -\ 46,5$

Dans le lait , il y en a trois :

    Caséine .... $[\alpha]\,j = -109,7$
    Lactalbumine .... $[\alpha]\,j = -\ 54,5$
    Galactozymase .... $[\alpha]\,j = -\ 40,7$

Le sang en contient deux :

    Albumine du sérum .... $[\alpha]\,j = -\ 63$
    Zymase................... $[\alpha]\,j = -\ 61$

Et tous ces faits d'une si haute importance étaient déjà publiés en 1873 [1], et on a le droit d'être étonné de ne pas les trouver dans le Dictionnaire de M. Wurtz. Quant à l'identité supposée de la globuline du cristallin et de l'albumine, de la caséine et de la légumine, pour montrer combien ces substances sont différentes, je ne ferai également que donner leurs pouvoirs rotatoires :

Globuline du cristallin, deux albuminoïdes [2] :

Une soluble après précipitation par l'alcool, zymase. $[\alpha]\,j = -\ 41°$
Une insoluble   id.   id.   .... $[\alpha]\,j = -\ 71$

Le pouvoir rotatoire de cette dernière a été prise en solution acétique.

Légumine. — Les pouvoirs rotatoires ont été pris en solution acétique.

    Légumine de pois.............. $[\alpha]\,j = -\ 76°$
      Id.   d'amandes .... $[\alpha]\,j = -\ 76,3$
      Id.   de pois chiches........ $[\alpha]\,j = -\ 74,6$
      Id.   de moutarde blanche... $[\alpha]\,j = -\ 83$
      Id.   de noisette .... $[\alpha]\,j = -\ 68,5$

---

(1) *Comptes-Rendus*, t. LXXVI, p. 839 et t. LXXVII, p. 613 ; et dans un Mémoire extrait du *Montpellier médical*, 1873.

(2) Association française pour l'avancement des sciences, Congrès de Clermont-Ferrand.

Peut-on confondre ces substances avec la caséine qui a un pouvoir rotatoire de — 109° ?

Toutes ces matières albuminoïdes ne diffèrent pas seulement par leur pouvoir rotatoire (qui suffit déjà amplement pour les distinguer les unes des autres), mais elles diffèrent aussi par la façon dont elles se comportent vis-à-vis des réactifs. Les unes, comme les zymases, sont solubles dans l'eau après leur précipitation par l'alcool et ont l'activité particulière des ferments solubles ; d'autres sont insolubles dans l'eau après la précipitation par l'alcool, comme l'albumine de Wurtz et la seconde albumine du blanc d'œuf ; mais elles diffèrent aussi entre elles par des caractères chimiques très-tranchés : la première est précipitée par l'acétate tribasique de plomb, la seconde ne l'est pas, mais est précipitée par l'acétate sexbasique. Les unes sont solubles dans l'acide acétique, d'autres dans le carbonate de soude, d'autres enfin sont insolubles dans ces deux milieux, etc., etc. Et ces albumines qui se montrent à nous si différentes sont pures et ne laissent plus de cendres après leur incinération. La différence observée ne tient donc pas à leur combinaison avec des matières minérales diverses. Je ne puis entrer dans tous les détails, le sujet ne le comporte pas ; mais je tenais à montrer que les opinions émises par les auteurs étaient fausses et qu'au contraire l'isomérie dans les matières albuminoïdes, découverte par M. A. Béchamp, était démontrée par des faits irrécusables.

Il était dès lors probable que les divers liquides physiologiques et pathologiques albumineux ne devaient pas contenir des substances albuminoïdes identiques. Le fait est déjà démontré pour les liquides albumineux normaux. Les albumines du sang, celles du lait sont loin d'être identiques et se différencient au contraire par des caractères très tranchés. Il restait à démontrer le fait pour les liquides albumineux pathologiques. J'ai suivi la voie tracée par M. A. Béchamp et appliqué sa méthode.

J'ai eu l'occasion d'étudier un certain nombre de liquides d'épanchements et surtout celui de l'hydrocèle. Le nombre des cas observés par mes collègues qui ont bien voulu me communiquer les observations, le nombre des analyses faites et la constance des résultats m'ont engagé à les publier. Je poursuis cette étude sur les autres liquides d'épanchements.

Avant de donner les observations, voici le moyen qui permet d'isoler la matière albuminoïde de l'hydrocèle. Le liquide retiré par la ponction étant filtré, est traité par trois volumes d'alcool à 90°. Le précipité est recueilli sur un filtre, lavé avec de l'alcool à 75°, essoré, repris par une quantité suffisante d'eau. On laisse en contact pendant 24 heures et on filtre. La solution doit contenir l'albumine soluble ; l'albumine insoluble, s'il en existe, reste au contraire sur le filtre. La solution parfaitement limpide est observée directement au polarimètre et, par les moyens connus, on arrive au pouvoir rotatoire. S'il existe une albumine insoluble, elle est lavée sur le filtre jusqu'à ce que le liquide qui passe ne contienne plus de partie soluble. Elle est ensuite détachée et, sur de petites portions, on essaye les divers dissolvants. L'acide acétique est celui qui réussit le mieux dans le cas de l'hydrocèle. La solution acétique de l'albumine insoluble est ensuite observée ; on arrive encore, par les moyens habituels, à son pouvoir rotatoire. (1) J'ai en effet noté, comme on le verra dans la suite, soit une seule, soit deux albumines.

* * *

OBSERVATIONS.

OBSERVATION I. — Communiquée par M. le Dr GUERMONPREZ.

X..., âgé de 68 ans, chauffeur de locomotive pendant plus de vingt ans. N'a quitté le service qu'à cause de son âge avancé ; n'a jamais été malade.

Dans le courant du mois de novembre 1876, il constate une augmentation de volume du côté gauche du scrotum ; pas de douleur, pas de changement de couleur de la peau, pas de sensibilité au toucher. N'ayant reçu ni coup, ni froissement, il ne sait à quelle cause rapporter cette infirmité.

Au mois de février 1877, il a recours au médecin. Le côté gauche du scrotum est alors distendu à son maximum : tumeur insensible, d'un volume considérable. Il n'y a jamais eu de douleur dans le scrotum, mais des douleurs, parfois très-violentes, dans le flanc gauche et le côté correspondant des lombes. La santé générale est bonne.

Après avoir reconnu par le toucher et la transparence à la lumière

---

(1) Tous les pouvoirs rotatoires sont pris par rapport à la teinte sensible de Biot.

que le testicule siége en arrière et assez haut, je pratique la ponction simple le 15 avril 1877.

Quelques jours après, il est facile de reconnaître que la tunique vaginale du côté gauche est plus épaisse que celle du côté opposé, et que la glande séminale est plus petite, mamelonnée ; elle paraît molasse en certains points. Aucune partie n'est fluctuante, ni anormalement sensible à la pression. Il n'y a aucune douleur spontanée.

Diverses ponctions sont ensuite faites aux époques suivantes :

2e ponction...... le 3 juin 1877.
3e . id. ..... le 5 septembre 1877.
4e id. ..... le 28 janvier 1878.
5e id. ..... le 17 mai 1878.
6e id. ..... le 26 septembre 1878.

Actuellement il n'y a encore ni amaigrissement, ni teint anormal, ni douleur spontanée. Aucune manifestation de syphilis ni actuellement, ni antérieurement. Il me paraît bien établi qu'il s'agit là d'une de ces dégénérescences séniles du testicule, dégénérescences dont les formes sont si variées. »

J'ai fait successivement l'analyse des liquides de ces diverses ponctions. Ils avaient tous la même apparence : liquide jaune citrin, limpide, se coagulant sous l'influence de la chaleur, beaucoup plus abondamment par l'acide nitrique. J'en ai isolé, par les moyens déjà décrits, des matières albuminoïdes ayant les pouvoirs rotatoires suivants :

1re ponction : Albumine soluble [1].. $[\alpha] j = - 73°3$
      id.   insoluble [2].   Traces.
2e id.   id.   soluble .... $[\alpha] j = - 73,2$
      id.   insoluble... $[\alpha] j = - 89,39$ pet^te quantité
3° id.   id.   soluble .... $[\alpha] j = - 70,15$
      id.   insoluble... $[\alpha] j = - 74,1$
4° id.   id.   soluble .... $[\alpha] j = - 70,18$
      id.   insoluble...   Traces.
5e id.   id.   soluble .... $[\alpha] j = - 71,29$
      id.   insoluble...   Traces.
6° id.   id.   soluble .... $[\alpha] j = - 70,3$
      id.   insoluble...   Traces.

---

(1) et (2) Après leur précipitation par l'alcool.

Une septième ponction faite le 10 février 1879 a donné les mêmes résultats.

OBSERVATION II. — Communiquée par M. le Dr JOUSSET.

X..., âgé de 57 ans, instituteur, porte du côté droit un hydrocèle assez volumineux datant de trois ans, du côté gauche un autre datant de six mois. Le scrotum est considérablement distendu.

Ponction faite le 20 mars 1878 des deux côtés. La poche gauche donne 250 gr. d'un liquide jaune clair, la droite 180 gr. d'un liquide un peu plus clair. — Injection iodée, guérison après 25 jours.

Albumine soluble (poche gauche).. $[\alpha]\,j = -\ 71,8$
Id.　　soluble (poche droite)... $[\alpha]\,j = -\ 71,08$
Id.　　insoluble .... Traces dans les deux cas.

OBSERVATION III. — Communiquée par M. le Dr JOUSSET.

X..., âgé de 30 ans, manouvrier à la gare du Nord, est porteur d'un hydrocèle à gauche datant d'environ six mois. La ponction faite donne issue à 230 gr. d'un liquide jaune citrin, très-limpide. — Injection iodée, guérison 20 jours après.

Albumine soluble...... $[\alpha]\,j = -\ 70,1$
Id.　　insoluble .... Traces.

OBSERVATION IV. — Communiquée par M le Dr JOUSSET.

Alexandre P., âgé de 57 ans, n'ayant pas de profession pénible, ne faisant pas d'efforts, a senti vers le 20 novembre 1878 une gêne dans le testicule gauche. Tumeur volumineuse à la partie gauche du scrotum, refoulement du testicule vers l'aine; transparence de la poche; pas de maladie antérieure du testicule; rien du côté des reins. Ponction faite le 31 décembre 1878. Il s'écoule environ 240 gr. d'un liquide un peu louche, jaune citrin. Le liquide traité comme plus haut donne :

Albumine soluble...... $[\alpha]\,j = -\ 69,8$
Id.　　insoluble .... Traces.

OBSERVATION V. — Communiquée par M. le Dr EUSTACHE.

X..., âgé de 35 ans (salle St-Jean, n° 5), atteint de blennor-rhagie depuis un mois; épididymite et vaginalite consécutives. Le cinquième jour du gonflement de la bourse gauche, on fait une ponction : issue de 60 gr. d'un liquide citrin, limpide. L'épanchement se reproduit le lendemain, mais se résorbe peu à peu sous l'influence de cataplasmes, onctions mercurielles, etc.

$$\text{Albumine soluble} \ldots \ldots [\alpha]\,j = -\,71{,}8$$
$$\text{Id.} \quad \text{insoluble} \ldots [\alpha]\,j = -\,72{,}8$$

Dans ce cas, l'albumine insoluble se trouve en plus grande quantité que dans les autres.

OBSERVATION VI. — Communiquée par M. le Dr EUSTACHE.

L'épanchement s'est produit lentement, sans étiologie appréciable.

$$\text{Albumine soluble} \ldots \ldots [\alpha]\,j = -\,70{,}18$$
$$\text{Id.} \quad \text{insoluble} \ldots \quad \text{Traces.}$$

OBSERVATION VII. — Communiquée par M. le Dr FAUCON.

X..., salle St-Pierre, n° 19, est entré à l'hôpital Ste-Eugénie le 2 janvier 1879. Pas d'antécédents blennorrhagiques, pas de traumatisme.

Il y a cinq mois, il s'est développé sans douleur et sans cause connue, dans l'espace d'une vingtaine de jours, une tumeur occupant la région gauche du scrotum. Le volume et le poids de la tumeur forcent le malade à entrer à l'hôpital. Transparence manifeste.

Le 4 janvier, ponction qui donne issue à un liquide jaune un peu verdâtre, transparent et fluide. Injection iodée que le malade conserve pendant trois minutes. Repos au lit.

6 janvier, pas de réaction, ni générale ni locale.

9 janvier. Nouvelle ponction ; on retire environ 40 gr. de liquide.

$$\text{Ponction du 4 janvier. Albumine soluble} \ldots [\alpha]\,j = -\,71{,}5$$
$$\text{Id.} \quad \text{insoluble} \ldots \quad \text{Traces.}$$
$$\text{Ponction du 9 janvier. Albumine soluble} \ldots [\alpha]\,j = -\,69{,}96$$
$$\text{Id.} \quad \text{insoluble} \ldots \quad \text{Traces.}$$

OBSERVATION VIII. — Communiquée par M. le Dr WINTREBERT.

« F., âgé de 50 ans environ, bien constitué, grand amateur de chevaux, s'est aperçu, il y a plusieurs années, de la tuméfaction croissante de ses parties génitales. La bourse gauche prit peu à peu

un volume considérable. Au mois de juin dernier, on pouvait com-
parer ce volume à celui d'une tête d'enfant nouveau-né. Divers
symptômes démontrant qu'on avait affaire à un hydrocèle, je lui fis
une ponction simple le 3 juin dernier et retirai un peu plus d'un
demi-litre de liquide. Le 6 septembre, l'hydrocèle s'étant reproduit
et ayant atteint à peu près le volume primitif, une deuxième ponction
fut faite. Le malade fut débarrassé de nouveau pour quelque temps,
mais le 31 janvier 1879, il fallut encore l'opérer. »

C'est le liquide provenant de cette dernière ponction que j'ai
analysé :

$$\text{Albumine soluble......} [\alpha] j = - 70,7 \ (^1)$$
$$\text{Id.\quad insoluble ....} \quad \text{Traces.}$$

Le premier fait qui découle de ces observations et de ces analyses, c'est que dans l'hydrocèle, ainsi que je disais dans une Note
aux comptes-rendus de l'Académie des Sciences (^{2}), il existe une
même matière albuminoïde, non seulement chez le mêm sujet à
plus d'un an d'intervalle, mais encore chez des sujets divers et
dans des cas de diverses natures. Les légères différences que l'on
remarque dans les pouvoirs rotatoires, doivent être attribuées à
des erreurs d'observation qui sont inévitables dans ces sortes
d'études : il est extrêmement difficile, en général, d'observer au
polarimètre une solution d'une matière albuminoïde ; ces substances absorbent beaucoup de lumière. Il n'en est donc pas moins
certain que la matière albuminoïde soluble de l'hydrocèle a un
pouvoir rotatoire d'environ — 70°.

Il existe non seulement une matière albuminoïde soluble après
précipitation par l'alcool, mais une albumine insoluble après l'action de ce liquide dans certains cas seulement. Habituellement elle
est en très minime qantité, et le terme dominant est toujours

---

(1) Les albumines de l'hydrocèle, purifiées comme il a été dit plus haut, sans
emploi de réactifs particuliers, ne contiennent que des traces de cendres; elles
sont légèrement acides au papier de tournesol ; elles ne doivent pas leur solubi-
lité à leur combinaison avec la potasse ou la soude; bref, ce ne sont pas des
albuminates, comme on peut l'admettre pour celles du sang.

(2) Des albumines de l'hydrocèle et de la fonction de la tunique vaginale dans
l'état morbide, *in Comptes-Rendus*, t. LXXXVII, p. 67.

l'albumine soluble; c'est dans l'hydrocèle de nature inflammatoire qu'on la rencontre en plus grande quantité.

Une première conclusion que l'on peut tirer de l'étude de ces faits est la suivante : les albumines, que l'on rencontre dans les liquides de l'hydrocèle, ne sont pas celles du sang, celles-ci ont un pouvoir rotatoire qui ne dépasse pas — 63°, tandis que celles-là atteignent — 70. Ces albumines viennent sans doute du sang, mais ont été modifiées par le tissu qu'elles ont traversé et ces observations démontrent la fonction propre et toujours semblable de la tunique vaginale, dans un cas d'épanchement, et dans cette tunique, la fonction de ce qu'il y a d'essentiellement actif : des microzymas. Ce fait n'a pas lieu d'étonner : il vient confirmer la théorie générale de M. A. Béchamp sur la fonction des microzymas. Il a montré en effet que dans les divers centres organiques, foie, pancréas, glandes salivaires, etc., les microzymas n'ont pas tous la même fonction, mais que dans chaque centre organique la fonction reste toujours la même, est précisément celle de la glande ou du tissu. Il avait généralisé cette idée et montré, dès **1870**, que dans l'état pathologique la fonction des microzymas pouvait changer. Il disait en effet : « Pendant l'état de santé, les microzymas de l'organisme agissent harmoniquement, et, notre vie est, dans toute l'acception du mot, une fermentation régulière. Dans l'état de maladie, les microzymas agissent anharmoniquement, la fermentation est régulièrement troublée : les microzymas, ou bien ont changé de fonction, ou bien sont placés dans une situation anormale, par une modification quelconque du milieu. » Telle est la voie qui m'avait été tracée, les faits que je publie ne viennent que confirmer ces vérités déjà démontrées : les microzymas de la tunique vaginale, dans le cas d'un épanchement, ont toujours la même activité et la même fonction : ils transforment en une matière albuminoïde toujours identique les albumines du sang.

Les albumines de l'hydrocèle possèdent tous les caractères des albumines en général.

Elles colorent en rouge le réactif de Millon; l'acide chlorhydrique en violet.

Elles sont coagulables par la chaleur.

---

(1) *Les microzymas, la pathologie et la thérapeutique.* Note lue à l'Académie de médecine le 8 mai 1870.

Chauffées à l'état sec à 140°, elles deviennent absolument insolubles dans l'eau.

Elles sont solubles dans l'eau après leur précipitation par l'alcool, ce qui les différencies absolument de celles du sang, quoique leur composition élémentaire soit identique. J'en ai fait l'analyse que je mets en parallèle avec celle de l'albumine d'hydrocèle faite par Schérer et celle du sang.

		Carbone.	Azote.	Hydrogène.	Soufre.
Dumas et Cahours.	Sérum humain.	53,3	15,7	7,1	»
Schérer	Hydrocèle	54,2	15,1	7,1	»
J. Béchamp......	Hydrocèle	53,13	15,6	7,14	1,2

Elles agissent sur l'empois de fécule, le liquéfient, mais ne le transforment pas en glucose.

Ces faits constituent une nouvelle preuve à l'appui de la théorie de l'isomérie dans les matières albuminoïdes de M. A. Béchamp ; et l'on voit, d'après les propriétés décrites, combien la matière albuminoïde de l'hydrocèle diffère de celles du sang, de la sérine et de la plasmine. Je puis ajouter dès maintenant, grâce aux résultats que j'ai déjà obtenus, en étudiant d'autres liquides d'épanchements, que dans aucun cas l'albumine isolée n'est celle du sang. Pour le liquide d'épanchement pleurétique par exemple, dans lequel M. Méhu admet l'existence des albumines du sang, voici les résultats :

Une albumine soluble après précipitation par l'alcool $[\alpha]j = -59,8$

Id.   insoluble .... $[\alpha]j = -66,8$

Dans le cas d'une ascite, produite sous l'influence d'une affection cardiaque et d'une hypertrophie du foie, j'ai trouvé :

Albumine soluble (zymase)... $[\alpha]j = -64,6$

Id.   insoluble .... $[\alpha]j = -81,6$

Dans un cas de péricardite (liquide recueilli après la mort) j'ai obtenu :

Albumine soluble.......... $[\alpha]j = -61,7$

Id.   insoluble .... Traces.

J'ai dit plus haut que, dans la Note publiée au Compte-rendu de l'Académie des sciences, je donnais simplement le pouvoir rotatoire de la matière albuminoïde de l'hydrocèle. Je m'étais cependant demandé si la matière albuminoïde isolée ne serait pas un mélange ; mais je n'avais pas à cette époque suffisamment de substance à ma disposition. Nous avons vu que, dans le blanc d'œuf, M. A. Béchamp avait isolé deux albumines qui avaient échappé à M. Wurtz ; n'en serait-il pas de même pour la matière albuminoïde de l'hydrocèle ? Le blanc d'œuf, malgré le mélange des trois albumines, n'en a pas moins un pouvoir rotatoire sensiblement constant de —40°. La matière albuminoïde de l'hydrocèle ne serait-elle pas aussi un mélange constant d'albumines diverses, mélange ayant toujours sensiblement le même pouvoir rotatoire ?

Pour résoudre ce problème, j'ai appliqué la méthode générale et je suis arrivé à en isoler certainement deux, peut-être trois. Or, puis qu'il existe des albumines qui sont précipitées, les unes par l'extrait de saturne, d'autres par l'extrait de saturne ammoniacal, tandis qu'on n'en connaît pas qui soient précipitées par l'acétate neutre, j'ai commencé par employer ce dernier réactif. Il s'est trouvé qu'en traitant la matière albuminoïde de l'hydrocèle, dépourvue de cendres par sa purification, par l'acétate neutre de plomb, on obtient un précipité volumineux. Le précipité étant séparé et lavé, le liquide filtré précipite très-peu par l'acétate tribasique de plomb. Ce nouveau précipité étant à son tour séparé, la liqueur filtrée donne un dernier précipité, abondant aussi, par l'acétate sexbasique de plomb.

Le précipité, obtenu par l'acétate tribasique de plomb, était en trop faible quantité pour être traité. Les deux autres sont soumis séparément à l'action de l'acide carbonique, qui enlève tout le plomb. Les liqueurs liquides sont observées au polarimètre et donnent les pouvoirs rotatoires suivants :

$$\text{Albumine monoplombique...} \quad [\alpha]\,j = -\ 71{,}4$$
$$\text{Id.} \quad \text{sexplombique.....} \quad [\alpha]\,j = -\ 65{,}8$$

Ces deux albumines sont en quantités sensiblement égales, ce qui donne pour pouvoir rotatoir d'un mélange à parties égales des deux albumines : $[\alpha]\,j = -\ 68{,}6$, c'est-à-dire sensiblement le nombre trouvé pour le mélange naturel. Peut-être la légère différence est-elle due a l'albumine triplombique que je n'ai pas isolée, et à la difficulté extrême qu'il y a à observer l'albumine sexplombique.

Ces deux albumines pures sont précipitables par l'alcool, et solubles dans l'eau, après leur précipitation. Elles ne laissent après leur incinération, comme auparavant, que des traces de cendres.

Elles diffèrent encore l'une de l'autre à un autre point de vue.

J'ai dit que le mélange des matières albuminoïdes de l'hydrocèle agissait comme zymase, en liquéfiant l'empois de fécule sans arriver au glucose. Cette propriété n'appartient qu'à l'une d'entre elles.

L'albumine monoplombique est inactive, l'albumine sexplombique au contraire liquéfie l'empois en une ou deux heures à la température de 40°; mais l'énergie de cette zymase est très faible. Tandis que la diastase de l'orge germée, la sialozymase, la néfrozymase, à la longue, transforment la fécule en glucose, la zymase de l'hydrocèle ne la transforme qu'en fécule soluble. J'ai fait une expérience pour démontrer ce fait. J'ai mis en présence d'environ 40 gr. d'empois, trois à quatre centigrammes de l'albumine précipitée par l'extrait de saturne ammoniacal. Trois jours après, j'ai pris le pouvoir rotatoire de la fécule transformée et j'ai trouvé + 213, c'est-à-dire, sensiblement le pouvoir rotatoire de la fécule soluble qui est + 212. Du reste le mélange se colorait en bleu par la teinture d'iode.

De l'ensemble de ces faits, il résulte :

1° Les albumines de l'hydrocèle ne sont pas identiques à celles du sang. Mais en outre, tandis que les albumines du sang ne sont pas précipitables par l'extrait de saturne et à plus forte raison par l'acétate neutre de plomb, l'une des albumines de l'hydrocèle est précipitée par ce dernier réactif. De plus, tandis que l'albumine du sang devient insoluble dans l'eau après sa précipitation par l'alcool, les deux albumines de l'hydrocèle restent solubles. Ce n'est que dans quelques cas que l'on en rencontre une qui devient insoluble dans ces conditions.

2° La matière albuminoïde de l'hydrocèle est un mélange de diverser albumines, mélange qui a un pouvoir rotatoire constant de — 70 environ.

3° Ce mélange est formé de deux albumines : l'une précipitable par l'acétate neutre de plomb et ayant un pouvoir rotatoire de — 71,4, l'autre précipitable par l'acétate sexbasique, ayant un pouvoir rotatoire de — 65,8 et jouissant des propriétés d'une zymase faible.

4° Cette constance dans la nature des albumines de l'hydrocèle permet de démontrer la fonction toujours identique de la tunique vaginale dans le cas d'un épanchement, fonction qui doit être attribuée aux microzymas qu'elle contient nécessairement.

5° Les albumines contenues dans les liquides d'épanchement ne sont jamais celles du sang : celles-ci sont toujours transformées par le tissu qu'elles traversent. Il n'y a jamais simple transsudation.

6° Les matières albuminoïdes en général ne diffèrent pas seulement par leur état physique. Elles forment vraiment des espèces chimiques distinctes. Le nombre de ces espèces, au lieu de se réduire, comme le pensent certains auteurs, tend au contraire à s'accroître à mesure qu'on les étudie mieux.

7° L'étude des albumines de l'hydrocèle est une nouvelle preuve apportée à l'opinion émise par M. A. Béchamp dans son travail sur l'isomérie dans les matières albuminoïdes.

LILLE. — IMPRIMERIE L. DANEL.